DE

L'ÉTAT DE LA SENSIBILITÉ

CHEZ QUELQUES MÉLANCOLIQUES

PAR

Le Docteur P. DHEUR

DE L'UNIVERSITÉ DE PARIS

IMPRIMERIE DES THÈSES
DE LA
FACULTÉ DE MÉDECINE DE PARIS
OLLIER-HENRY
11 ET 13 RUE DE L'ÉCOLE-DE-MÉDECINE
PARIS

1896

DE

L'ÉTAT DE LA SENSIBILITÉ

CHEZ QUELQUES MÉLANCOLIQUES

PAR

Le Docteur P. DHEUR

DE L'UNIVERSITÉ DE PARIS

IMPRIMERIE DES THÈSES
DE LA
FACULTÉ DE MÉDECINE DE PARIS
OLLIER-HENRY
11 ET 13 RUE DE L'ÉCOLE-DE-MÉDECINE
PARIS

1896

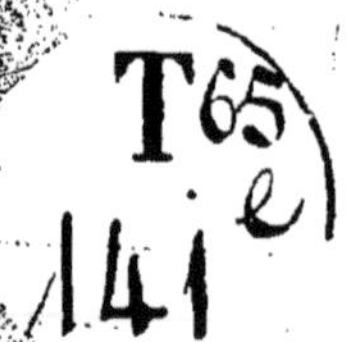

INTRODUCTION

Pendant notre séjour assez prolongé auprès des aliénés, nous avons été frappé bien souvent de la fréquence, et de la variété très grande des troubles de la sensibilité que l'on rencontre chez les mélancoliques. Ces troubles que l'on observe presque toujours pour peu qu'on se donne la peine de les rechercher, ont déjà été l'objet de nombreux écrits de la part des médecins aliénistes et des physiologistes. Mais, tandis que l'un s'occupe seulement de l'état de la sensibilité générale, l'autre s'élance d'emblée vers les sphères les plus élevées des sciences médicales et physiologiques, cherchant à résoudre un des ces nombreux problèmes que nous réserve encore l'étude de la sensibilité chez les aliénés. Enfin, c'est surtout dans des observations éparses, dans les diverses publications médicales que les auteurs nous signalent tel ou tel trouble de l'appareil sensitif, nous laissant le plus souvent dans l'ignorance la plus complète de l'état du reste de cet appareil chez le même sujet.

Il nous a semblé intéressant, de rechercher chez un même malade toutes les perturbations qui peuvent se prou ire dans l'état de sensibilité, et, peut-être qu'en examinant ainsi systématiquement et d'après une même méthode plusieurs mélancoliques, pourrons nous en tirer des conclusions utiles pour le diagnostic.

Il ne nous appartient pas de discuter ici de la physiologie de la sensibilité.

Si nous ne nous occupons que des troubles purement somatiques, c'est qu'il en est qui ont plus d'autorité que nous pour traiter la question à un autre point de vue. Enfin si, comme dit Bail, nous insistons sur le côté purement physique de la question, c'est parce que nous sommes convaincu qu'il faut en pathologie mentale accorder une part plus large que jamais aux troubles matériels de l'économie.

Quel que soit le résultat obtenu, nous n'en remercions pas moins MM. les docteurs Marandon de Montyel et Briand médecins en chef des asiles de la Seine, pour la bienveillance qu'ils nous ont témoigné. Que M. le docteur Gilbert Ballet, médecin à l'hôpital Saint-Antoine veuille bien croire à notre entier dévouement,

Mais avant de commencer ce travail, si modeste soit-il, ce serait une grande ingratitude de notre part si nous n'exprimions notre profonde reconnaissance, à tous ceux qui furent nos maîtres dans les hôpitaux et à la faculté de Paris.

Nous tenons particulièrement à remercier M. le docteur Paul Moreau de Tours, qui nombre de fois nous a donné des preuves d'une réelle affection.

Que M. le professeur Joffroy veuille bien accepter l'hommage de notre sincère et profonde reconnaissance pour le grand honneur qu'il nous fait en acceptant la présidence de notre thèse.

HISTORIQUE

La fréquence, les variétés nombreuses, et parfois même la singularité d'aspect des altérations de la sensibilité ont attiré de tout temps sur elles, dit Marcé, l'attention des observateurs et suscité dans le public plus d'une interprétation illogique et surnaturelle.

L'un des procédés les plus importants à l'aide desquels les magistrats du moyen âge interrogeaient les accusés, était l'examen de la sensibilité cutanée. Il suffit de lire les procès des sorciers pour voir que s'il y avait parmi ces malades pas mal d'hystériques, bon nombre d'entre eux aussi étaient des mélancoliques.

Cependant, l'on était encore bien loin des observations scientifiques qui classent les faits,déterminent les causes, et nous font dans la clinique. trouver les éléments du diagnostic du pronostic et du traitement. Il fut du reste une époque où l'attention des observateurs, exclusivement attachée aux désordres intellectuels des aliénés, se préoccupait très peu des troubles sensoriels qui accompagne la folie.

Esquirol fut le premier à donner à l'aliénation mentale une nouvelle impulsion en agrandissant le champ de ses investigations et en explorant dans le domaine physique comme dans le monde moral tout ce qui peut offrir quelque valeur au point de vue du diagnostic. Ses disciples devaient persévérer dans la même voie, et tandis que l'anatomie pathologique jetait une vive lumière sur certains points encore inexpliqués, l'observation clinique elle aussi, venait faire réaliser d'immenses progrès à la pathologie mentale.

Parchappe, établit par des faits incontestables la présence d'altérations cérébrales correspondant aux lésions physiques, et, aussitôt les médecins aliénistes se mettent résolûment à la recherche des lésions du système nerveux.

Auzouy, Baillarger signalent des perturbations variées de l'économie et de l'innervation.

« Dans les asiles, dit Auzouy (1), on trouve une race humaine dégradée, dégénérée, vieillie avant l'âge, présentant les troubles les plus graves de l'appareil sensitif. C'est parmi eux que la dépravation ou la privation plus ou moins complète du goût ou de l'odorat, que la surdité, le mutisme volontaire ou forcé, comptent le plus de victimes. Il constate, en outre, que des cas d'hypéresthésie se rencontrent chez les lypémaniaques hallucinés.

Renaudin, parle de l'anesthésie de la peau comme moyen de diagnostic. Beau, fait ressortir l'un des premiers la lésion sensorielle inhérente à certaines névroses telle que l'hystérie, la lypémanie, et cette analgésie propre aux convulsionnaires du temps passé qui supportaient les tortures les plus cruelles.

C'est encore lui qui a établi la distinction entre l'anesthésie et l'analgésie et qui fait remarquer que l'anesthésie

(1) Auzouy. — (*Ann. Méd. psy.* 1859).

tactile entraîne l'anesthésie à la douleur tandis que l'analgésie n'entraîne pas l'anesthésie.

Michéa (1) rapporte une série d'observations qui mettent hors de doute l'existence de l'analgésie chez la plupart des mélancoliques surtout dit-il chez les personnes atteintes de lypémanie religieuse et de lypémanie anxieuse.

Legrand du Saulle, Morel (de Mareville) citent des observations semblables. Delasiauve montre que l'anéantissement de la sensibilité générale est surtout marqué dans la stupeur mélancolique.

Baillarger dit que : « la mélancolie est le type des affections mentales anesthésiques..... Toutes les fois que le délire et la dépression ou l'excitation augmente, l'insensibilité est plus complète. Les fonctions sensitives des nerfs sont sous l'indépendance de l'intelligence. Les troubles intellectuels sidèrent la sensibilité et l'anéantissent ».

Les physiologistes viennent à leur tour en aide aux cliniciens et la thèse d'agrégation de Marcé (2) vient élairer d'un jour tout nouveau les études des altérations de la sensibilité. Quelques années plus tard, devait paraître celle de Charles Richet (3).

(1) Michéa. — De l'anesthésie de douleur dans l'aliénation mentale. (*Ann. Méd. psy.* 1859, p. 219).

(2) Marcé. — Des altérations de la sensibilité. (Thèse d'agrégation de Paris. 1960).

(3) Ch. Richet. — Recherches expérimentales et cliniques sur la sensibilité. (Paris 1877).

Dès lors les noms se multiplient et il n'est pas d'auteur qui écrivant sur la mélancolie un ouvrage de quelque importance, omette de parler des troubles de la sensibilité.

Nous ne pouvons ici citer tous ceux qui ne font qu'effleurer la question. Quant à ceux qui ne citent qu'un cas particulier, parfois très intéressant, on trouvera leurs noms dans notre index bibliographique.

Cependant en 1880 nous devons citer deux bonnes études : l'une de Ball dans ses leçons cliniques, l'autre plus importante encore, mais malheureusement inachevée, c'est celle de Lagardelle (1).

En 1885, Musso (2) étudie les mouvements respiratoires chez les mélancoliques.

En 1890, citons les noms de Saury et de Keniston (3).

En 1892, celui de Blocq-Onanoff (4).

Enfin en 1894, ceux d'Agostini qui recherche l'état des réflexes, de De Sanctis (5) qui étudie le champ visuel, de Croustel (6) qui vérifie la sensibilité chromatique, et enfin

(1) Lagardelle. —Troubles de la sensibilité générale dans le délire mélancolique. *Gaz. hebd. d. sc. méd.* Bordeaux, 1880.

(2) Musso. — Sui mevimenti del respiro, degli stati mélancolici, nell angoscia précordiale (1885).

(3) Kéniston. — Analgénia in insamty (*Ann. J. Ins. Utica* 1890).

(4) Blocq-Onanoff. — Séméiologie des maladies nerveuses (1892).

(5) De Sanctis. — Recherches sur le champ visuel des aliénés. *Riv. sper. di. freniat.* XX. 1894).

(6) Croustel. — Recherches sur la sensibilité chromatique dans les (maladies mentales (Paris 1894).

de Revertégat (1) qui avec 27 observations personnelles donne une bonne étude des hallucinations dans la mélancolie.

(1) Revertégat. — Hallucination dans la mélancolie (Thèse de Paris 1894).

Des diverses sensibilités et de leurs principales modifications.

Les philosophes de l'antiquité ne distinguaient que cinq sens : la vue, le goût, l'ouïe, l'odorat et le toucher. Cardan (1) ajoute celui de la volupté. Bichat (2) admet deux sensibilité: la sensibilité animale et la sensibilité organique. Mais il faut arriver jusqu'à Gerdy (3) pour obtenir une classification à peu près complète.

Il distingue :

I. Des sensations produites par les agents physiques extérieurs.

Cette classe se divisant elle-même en dix autres qui sont :

1° Sensations de tact général qui révèlent l'idée d'un corps sans donner sur ce corps aucune impression précise.

2° Sensation de toucher qui donne les idées de forme de température, consistance, de mouvement, etc.

3° Sensation de chatouillement.

4° Sensation de volupté.

5° Sensation de goût.

(1) CARDAN. — De subtilitate, lib. XII, p, 384. — Basilae, 1554.

(2) BICHAT. — Anat. et rech. physiol. sur la vie et sur la mort p. 59. — édit. — Cerise.

(3) GERDY. — Physiologie philosophique des sensations. — p. 37. Paris, 1846.

6° Sensation de l'odorat.

7° Sensation tactiles particulières, substances acides sur la muqueuse buccale.

8° Sensations intimes consécutives à l'ingestion de certaine substances.

9° Sensation de l'ouïe.

10° Sensation de la vue.

II. — Sensation d'activité.

III. — Sensation de fatigue.

IV. — Sensation de besoins.

V. — Sensation spontanées. Fourmillement, frissons, chaleur, boule hystérique.

Cependant trois sensations des plus importantes pour l'examen clinique manquaient encore à cette classification ; ce sont celles de douleur, de température et d'activité musculaire découvertes et isolées successivement par Beau, Landry, Bellion et Belfield-Lefèvre.

Pour nous, nous procéderons systématiquement à l'examen de la sensibilité chez nos malades d'après des tableaux que nous devons à l'obligeance de M. Marandon de Montyel qui sont les suivants :

Sensibilité générale.

Douleur
- Perception de la douleur.
- Persistance de la perception douloureuse.
- Temps entre l'impression et la perception.
- Localisation de la douleur.

Electricité
- Sensibilité de la peau.
- Sensibilité électro-musculaire.

Réflexe
- Conjonctival.
- Pupillaire (lumière et accommodation).
- Pharyngien.
- Plantaire.
- Crémastérien.
- Patellaire.

Musculaire
- Sens de la force déployée.
- Sens de la position et des mouvements des membres.
- Sens d'équilibre.

Sensibilité spéciale.

Tactile
- Générale
  - Perceptions tactiles simples.
  - Perceptions tactiles complexes relatives aux propriétés générales des corps, à leur forme, à leur nature.
  - Chatouillement.
- Topographique
  - Localisation d'une perception tactile.
  - Localisation de perceptions tactiles de mouvements.
- Pression
  - Perception de pression simple.
  - Localisation de la pression.
  - Perception de la différence entre deux poids.
  - Perception des vibrations des corps.

- **Tactile**
  - Traction
    - Perception de traction simple.
    - Perception de la différence entre deux tractions
    - Localisation de la traction.
  - Thermique
    - Perception de la température des corps.
    - Localisation de la perception thermique.
    - Perception de la différence de température entre les corps.

- **Olfactive**
  - Sensibilité tactile de la muqueuse.
  - Odeurs
    - Agréables
      - Aromatique, Odiférante, Ambroisienne.
    - Désagréables
      - Aliacée, Fétide, Nauséabonde.
  - Différence d'intensité des odeurs.

- **Gustative**
  - Sensibilité tactile de la muqueuse.
  - Saveurs
    - Amer, doux, salé, métallique.
  - Différence d'intensité de saveurs.
  - Exploration électrique de l'excitabilité des nerfs du goût

- **Auditive**
  - Excitabilité électrique de l'acoustique.
  - Perception générale des sons.
  - Distance des sons.
  - Sens de l'espace acoustique.
  - Perception de la différence des sons.

- **Visuelle**
  - Sensibilité tactile de la conjonctive.
  - Perceptions lumineuses.
  - Acuité.
  - Champ visuel.
  - Sens chromatique.
  - Perception générale et champ périmétrique des couleurs.
  - Accommodation.

- Visuelle
  - Association fonctionnelle des deux yeux.
  - Excitabilité de la rétine
    - A la lumière.
    - A la pression.
    - A l'électricité.
- Modifications pathologiques de quelques sensations internes
  - Faim
    - Boulimie.
    - Anorexie.
    - Pica-Malacia.
  - Soif
    - Adipsie.
    - Dysdepsie.
    - Hydrophobie.
  - Miction.
  - Défécation.
  - Respiration.
  - Angoisse précordiale.
  - Angoisse respiratoire.
- Illusions.
- Hallucinations.
- Sensations d'ordre subjectif
  - Raideur et agacement dans certains muscles.
  - Fourmillements.
  - Sensation d'allongement ou de séparation du corps.
  - Névralgies.
  - Sensations gustatives et olfactives.

Autres perversions de la sensibilité.

Retard dans la perception.
Métamorphose des sensations.
Localisation défectueuse.
Aphalgie.
Tétanos sensitif.
Polyesthésie.
Summation des excitations.
Epuisement aux excitations.
Dissociations de la sensibilité.

Signe de Remak.
Signe de Fischer.
Signe de Leyden.
Signe d'Argyle-Roberston.
Allothérie auditive.

L'analgésie, ainsi que nous le verrons dans la suite, est la perturbation sensorielle que l'on trouve le plus souvent dans la mélancolie.

Mais, peut-on nous dire, êtes-vous bien sûr qu'il s'agit de troubles de l'innervation et non d'une idée fixe qui s'est emparée de l'aliéné et le domine tout entier ? Cette perte de la sensibilité douloureuse ne coïncide-t-elle pas d'une façon remarquable avec les idées de culpabilité du malade et avec le caractère de résignation du délire ? Qui vous dit que le sujet que vous êtes en train d'examiner n'accepte pas la douleur avec un stoïcisme remarquable, parce qu'il regarde cette douleur comme un juste et même insuffisant châtiment de ses crimes ?

Certes, nous savons trop par expérience que le délire peut devenir parfois une cause de gêne sérieuse pour l'observateur consciencieux, mais, devenir une cause d'erreur, nous le croyons pas.

Tout d'abord, n'oublions pas qu'un des caractères du délire, c'est d'être un délire d'attente. Le mélancolique est un prévenu disait Lasègue. En effet, comme le prévenu, il sait que les supplices les plus épouvantables l'attendent ; il dit les mériter, il peut même les désirer pour mettre fin à ses angoisses, ce qui n'empêche pas, que lorsque la douleur apparait de l'accuser franchement, car il ne veut pas voir là le châtiment du condamné ; il reste prévenu jusqu'à la fin. Bien souvent, il nous a été donné de voir des malades qui venaient à nous, nous disant : « vous pouvez me tuer, me faire subir les plus épouvantables tortures, car je suis une misérable, etc., etc. » Une simple piqûre d'épingle suffisait le plus souvent pour qu'elles ajoutent : « Ah ! vous me faites mal ».

Du reste, pourquoi les mélancoliques acceptaient-ils les douleurs de l'expérimentation comme une expiation, alors qu'ils refusent d'interprèter ainsi des douleurs qui semblent bien mieux se prêter à cette manière de voir ? je veux parler des douleurs subjectives et des névralgies si fréquentes chez eux.

Pourquoi accuseraient-ils la douleur sur certaines parties du corps et pas sur d'autres ?

Enfin, si, comme dit Richet (1), la douleur étant un phénomène tout subjectif peut exister même assez intense sans se manifester par aucun signe extérieur, l'excitabilité réflexe, elle, se traduit au dehors par un mouvement. Or ce qui prouve les variations de la sensibilité à la douleur, ce sont les variations de l'excitabilité réflexe.

Manouvrier (1877) a distingué deux formes de la sensibilité douloureuse ; l'une c'est l'analgésie ou perte de la douleur provoquée, l'autre, l'anodynie ou perte de la douleur pathologique. Il cite comme exemple les douleurs rhumatoïdes chez les hystériques analgésiques.

Pour ce qui est de la douleur morale, c'est un phénomène trop complexes pour que l'on puisse l'analyser,

(1) Charles Richet 1884. L'homme et l'intelligence.

mais, n'avons-nous pas dans la mélancolie une véritable hypéresthésie du système nerveux central ?

La sensibilité tactile peut, elle aussi, être émoussée dans la mélancolie quoique toujours à un moindre degré que la sensibilité douloureuse. Nous en dirons autant de la sensibilité au froid et à la chaleur. Mais pour ce qui concerne la sensibilité thermique, nous ne devons pas oublier que nous ne jugeons de la température que par comparaison, et que dans certains cas des sensations subjectives du sujet, sensations de froid ou de chaleur peuvent devenir une cause sérieuse d'erreurs.

La sensibilité électrique est souvent diminuée. Dans certains cas on peut rencontrer une dissociation particulière de cette sensibilité. Lorsqu'il existe avec la conservation du tact, de l'analgésie, l'on peut trouver la sensibilité électrique intacte, mais, à aucun moment cette sensation ne devient douloureux même avec des courants très forts.

Pour ce qui est de la sensibilité à la pression, son histoire est encore trop incomplète pour que nous puissions y insister. A côté des anesthésies superficielles peuvent exister des anesthésies profondes. Bucknill cite l'observation d'une mélancolique qui s'approchant d'un poêle allumé, avait penché sa tête sur la tôle rouge et s'était brulée profondément sans chercher à changer de place.

On a observé chez certains malades la perte du sens musculaire.

Duchenne de Boulogne accordait une grande importance à la recherche de la sensibilité électro-musculaire. Dans certains cas d'hystérie, en effet, on a trouvé à côté de l'anesthésie de la peau, la sensibilité électro-musculaire intacte ; dans d'autres cas, on a trouvé le contraire.

Les hypéresthésies cutanées jouent aussi un rôle important. Chez les mélancoliques en général, elles se localisent sur un point déterminé.

Pour ce qui est des organes des sens, on doit examiner séparément la sensibilité générale et la sensibilité spéciale. A côté d'anesthésies cutanées, dit Ball, on peut rencontrer un affaiblissement des sens spéciaux de l'ouïe, de la vue et de l'odorat. Jolly et Fischer signalent l'hypérexitabilité galvanique de l'acoustique chez les hallucinés de l'ouïe, et dans ce cas, on peut trouver ce que Brenner appelle, la réaction paradoxale de l'auditif. Du côté de la vision, on trouve surtout la diminution de l'acuité et le rétrécissement du champ visuel.

Mais les organes intérieurs qui constituent ce que Bichat a appelé la vie organique sont aussi, dans bien des cas, le siège d'un grand nombre de troubles de la sensibilité.

Beaucoup d'aliénés sont anesthésiques à l'intérieur ; ils perdent le sentiment de la faim et de la soif. La sensibilité des muqueuses vésicale et intestinale est souvent abolie, et de là résulte la retention d'urine et surtout la constipation si opiniâtre chez tous les mélancoliques.

Quant au besoin de respirer Marcé dit que les mélancoliques ne font pas d'inspirations complètes, l'air n'arrive pas jusqu'aux dernières ramifications bronchiques, les mouvements de la poitrine sont irréguliers et saccadés.

Enfin il est une sensation que l'on trouve dans presque tous les cas : c'est l'angoisse précordiale.

Nous réunissons sous le nom de sensations subjectives des sensations anormales survenant spontanément et dépourvues de contrôle objectif. Mais ici nous cédons la parole à Parchappe qui, dès 1851 a bien étudié la question.

« Des influences extérieures peuvent déterminer des sensations illusoires subjectives en provoquant dans les organes de la sensibilité un état pathologique et il en est de même des sensations internes. Mais lorsque l'état pathologique des organes, qui est la condition des sensations subjectives, illusoires, ne peut être rapporté à une cause appréciable ou connue, les sensations se manifestent avec toutes les apparences de la spontanéïté, et revêtent au plus haut degré le caractère essentiel à ce symptôme morbide, une sensation sans objet. Ici se rapportent certains symptômes des maladies nerveuses, les bluettes, mouches volantes, toiles d'araignée, points noirs, tintoin agacement des dents, les saveurs et odeurs morbides, frissons, chocs, fourmillements etc., etc.

Mais, dans cette maladie comme dans tous les délires, ces faits se produisent habituellement à l'état complexe, ces sensations illusoires se montrent associés à des éléments morbides qui expriment un trouble de l'imagination et du jugement.

C'est ainsi que des sensations subjectives se trouvent impliquées comme éléments du délire dans un grand nombre de faits complexes rapportés par les auteurs aux hallucinations.

Marcellus Donatus cite une comtesse qui presque aveugle depuis trois ans, tout à coup et après le coucher du soleil, demande a ses servantes si les rayons du soleil n'illuminent pas son lit. La nuit les portes closes et sans lumière elle affirmait voir le soleil et distinguer l'ombre des personnes.

Les illusions qui dépendent des sensations subjectives ont été souvent confondues avec celles qui appartiennent aux hallucinations.

Il y a en effet de l'analogie entre ces phénomènes qui ont, pour élément commun, la conscience d'une sensation actuelle en l'absence d'un objet réel. Et la confusion est souvent rendue moins facile à démêler en raison de la complexité du phénomène morbide qui peut contenir à la fois une sensation illusoire et une hallucination.

Par exemple : une malade devenue folle à la suite d'une atteinte portée à sa pudeur, croit que l'homme qui l'a violée l'a en même temps ensorcelée. — Elle se croit possédée du démon : « Je suis dévorée dit-elle. J'ai des battements dans la tête, je ne puis m'échauffer car j'ai des glaces dans le corps. On me pique avec des épingles. »

Pour distinguer sûrement ces deux ordres de faits, il suffit de considérer que dans la sensation illusoire subjective, il y a véritablement sensation, les données de la sdnsation étant réellement fournies par les organes du sujet pathologiquement modifiés ; tandis que dans l'hallucination, il y a, ou du moins il peut y avoir absence complète de sensation, les données de l'illusion étant fournies par l'imagination, même alors que les organes des sens sont inactifs ou incapables.

La sensation subjective ne contient que ce que les nerfs peuvent donner ; elle ne porte que sur des qualités sensibles, et l'illusion qu'elle entraîne se borne à des faits trés simples, circonscrits dans le monde matériel. L'hallucination embrasse tout ce qui peut tomber sous l'empire de l'imagination, et par conséquent au moyen des langues, tout le domaine de la pensée, le monde spirituel aussi bien que le monde matériel. »

M. Joffroy (1) dans une de ses leçons divise les hallucinations, en hallucinations d'origine périphérique et hallucinations d'origine centrale. Il fait remarquer que dans tous les cas, le malade interprète des sensations subjectives morbides et les transforme en hallucinations.

Pour ce qui est des hallucinations nous ne pourrions mieux faire que de citer le résumé des 27 observations d Revertégat (Paris 1893).

Les hallucinations se rencontrent dans plus d'un tiers des cas chez les mélancoliques. Leur caractère principal est d'être tristes, pénibles, effrayantes, terrifiantes parfois. Tous les sens peuvent être touchés. Mais les sens de l'ouïe, de la vue et de la sensibilité tactile le sont le plus souvent.

La fréquence des hallucinations varie d'ailleurs avec la forme de la mélancolie. Nulles dans la mélancolie avec conscience, elles ne se montrent que rarement que dans la forme dépressive simple. On les note beaucoup plus souvent dans la forme anxieuse. Enfin elles atteignent leur plus haut degré de fréquence dans la mélancolie avec stupeur où elles ne font presque jamais défaut.

Des hallucinations auditives dominent dans la forme

(1) Joffroy. — Leçon faite à Saint-Anne (déc. 1894).

dépressive simple et celles de la vue dans les formes anxieuse et stupide.

Pour terminer, nous réunissons sous le titre de perversions de la sensibilité, des troubles fonctionnels très divers, qui ne sont caractérisés ni par une exaltation ni par une abolition de la sensibilité.

Ce sont :

Le retard dans la perception sensible.

La métamorphose des sensations. Une piqûre est presque comme une brûlure.

La localisation défectueuse.

L'asphalgie ou sensation douloureuse au contact de certains métaux.

Le tétanos sensitif ou impossibilité de compter les piqûres se succédant rapidement.

La polyesthésie, pluralité des impressions correspondant à une excitation unique.

La summation des excitations, ou impuissance d'une seule excitation à provoquer une sensation.

Les dissociations de la sensibilité.

L'allothérie auditive ou perceptions auditives du côté opposé à leur émission. Enfin ayant eu l'occasion de lire une observation de Tombinson (J. Nerv. et Ment. — Dis. N. 1890) signalant le signe d'Argyle-Roberston chez un mélancolique ; il nous a semblé intéressant aussi de rechercher :

Le signe d'Argyle-Roberston ou abolition du réflexe pupillaire à la lumière avec persistance de l'accommodation.

Le signe de Remak ou développement par la piqûre

d'une double sensation, une de contact, puis l'autre douloureuse.

Le signe de Fischer, l'inverse du précédent.

Le signe de Leyden ou hypéresthésie relative. Non perception d'une faible impression avec douleur exquise et disproportionnée pour une impression plus forte.

MANUEL OPÉRATOIRE

Il nous aurait été facile de nous servir des nombreuses observations de mélancoliques que contiennent les diverses publications ; mais cependant, nous avons jugé ne pas devoir user de ce moyen commode, pensant, que les recherches des diverses sensibilités, la façon de procéder à ces recherches, les observateurs eux-mêmes varient trop pour pouvoir donner au tout l'unité nécessaire.

Nous devons donc exposer sommairement quelle a été notre façon de procéder dans toutes nos observations, et, si, chemin faisant, nous citons pour mémoire un procédé qui n'est pas celui de notre choix, nous ne nous y arrêterons pas.

Si nous donnons souvent la préférence aux procédés les plus simples, c'est que dans la pratique, la question est très difficile à étudier par le fait même de l'état mental des sujets. L'hypéresthésie et l'anesthésie en effet sont des phénomènes subjectifs ; pour les apprécier, il faut le concours du malade, et bien souvent les mélancoliques nous refusent ce concours, soit que leur délire les absorbe trop complètement, soit qu'ils atténuent ou exagèrent volontairement leurs sensations. Il est facile de concevoir que de pareilles conditions se prêtent mal à l'emploi d'instruments de précision et que le plus souvent il nous sera impossible de doser exactement les diverses modifications de la sensibilité.

Quel que soit le mode de sensibilité que l'on explore, il convient de commencer par des excitations faibles dont on augmente ensuite graduellement l'intensité. Il faut aussi tenir compte de ce que physiologiquement la sensibilité des téguments varie suivant les endroits du corps et selon les excitants. Enfin on ne doit pas oublier que chez ces sujets l'état de la sensibilité est très variable, et, que d'après Ball l'on peut dans diverses circonstances voir les phénomènes paraître, disparaître, se modifier, et souvent on se demande si l'on ne s'est pas trompé.

Pour estimer le degré de sensibilité de la région, la chose est facile dans le cas d'affections unilatérales en portant alternativement sur deux points symétriques les excitations comparatives. Dans le cas d'affections bilatérales, il faut procéder par comparaison avec une personne bien portante, ou se reporter à des tables dressées auparavant, pour le même appareil et sur des personnes saines.

Pour préciser le mode de répartition des troubles sensitifs, il est bon d'avoir recours au crayon dermographique.

Le sujet ayant les yeux fermés on éprouve la sensibilité tactile de la façon suivante :

Il importe tout d'abord de savoir s'il apprécie nettement la forme, la surface extérieure des objets dont il se sert chaque jour. On explore ensuite directement la peau avec un objet mousse ou avec les doigts et l'on doit recourir successivement au contact léger, puis à une pression plus énergique.

Mais pour reconnaître d'une manière plus exacte l'excellence au toucher, il est nécessaire de terminer cet examen avec le compas de Weber.

Van Frey a proposé une méthode d'appréciation de la sensibilité tactile consistant à employer comme excitant des poils de diverses résistance fixés à une baguette. On les applique perpendiculairement à la surface explorée et on apprécie directement leur résistances à la flexion en agissant sur le plateau d'une balance sensible.

On éprouve la sensibilité à la douleur par la piqûre et le pincement, mais ici l'excitant électrique peut être avantageusement employé, étant capable d'être gradué bien plus rigoureusement que les autres procédés d'exploration de la sensibibilité à la douleur.

Cependant l'on doit se servir des deux procédés, car dans certains cas on peut rencontrer une dissociation particulière de la sensibilité électrique.

En général l'on explore la sensibilité électrique avec un courant faradique et l'on n'emploie pas d'électrodes humides qui diffusent plus ou moins profondément l'excitation, on se sert plutôt d'électrodes en fils métalliques qui localisent mieux l'excitation, Erb conseille de se servir d'une électrode composée d'un grand nombre de fils englobés dans une masse résineuse.

D'autres auteurs se servent simplement de deux pointes métalliques assez rapprochées, mais isolées l'une de l'autre. Enfin on utilise aussi la méthode polaire qui est celle dont nous nous servons. L'un des pôles étant en rapport avec une large électrode humide placée sur le sternum, l'autre aboutissant à un pinceau de fils métalliques, l'on explore avec cette dernière. On note la distance des bobines à laquelle se produit la première sensation, et la distance où la sensation devient douloureuse. Ensuite par comparaison, il est facile de juger des modifications quantitatives.

Pour ce qui est de la sensibilité thermique, il faut explorer successivement les impressions produites par la chaleur et par le froid.

Un procédé commode, mais assez grossier, consiste à souffler avec la bouche de l'air chaud et de l'air froid. Sur le dos de la main qui, ainsi qu'on le sait, est très apte à juger des impressions thermiques, ce procédé est même assez sensible.

Nous pouvons juger d'autre part de la sensibilité thermique avec des corps de diverses températures, les deux extrêmes étant la glace et l'eau à 70°. Dans le but d'étudier l'action de la chaleur, Charcot a fait construire un thermo-œsthésiomètre assez pratique, mais, ainsi que beaucoup d'autres œsthésiomètres cet instrument reste plus un instrument de laboratoire qu'un appareil devant servir dans la pratique courante des investigations cliniques.

Pour explorer la sensibilité à la pression, il est bon de placer sur la peau un disque, toujours de même diamètre et de même nature, une pièce de cinq centimes par exemple, et c'est sur ce disque qu'on place successivement des poids de plus en plus forts.

Un artifice semblable doit être employé pour rechercher le sens de la force déployée ; les poids de plus en plus lourds que l'on fait apprécier, ne doivent pas être directement en contact avec l'épiderme du sujet, ou du moins, il faut que ce contact soit toujours le même. Il est facile d'obtenir ce résultat en attachant les poids à une poignée, qui elle ne varie pas.

Pour s'assurer de l'intégrité ou de l'abolition du sens de la position et des mouvements des membres, il suffit de modifier la position des diverses parties du corps et de demander au sujet de préciser leur nouvelle position, puis l'on fait toucher du doigt par le malade tel ou tel point du membre dont on a modifié l'attitude.

Inutile de dire que pour toutes ces recherches, le malade a constamment un bandeau sur les yeux.

La sensibilité électro-musculaire se recherche à l'aide d'un courant faradique. Mais il importe de produire la contraction musculaire en agissant à distance par l'intermédiaire du nerf, car l'excitation simultanée des nerfs sensitifs de la peau devient une cause sérieuse d'erreur. du reste l'on ne peut guère apprécier que la diminution.

Pour ce qui concerne la vision, nous n'avons pas ici à insister sur la façon de procéder à ces recherches, l'examen de la vision étant d'une pratique courante.

Cependant, voici notre façon de procéder à l'excitation électrique du nerf optique. Nous servant d'un courant galvanique, faible, et après avoir placé une électrode sur les paupières fermées, l'autre sur la tempe du même côté, nous faisons passer et interrompons successivement le courant. A chaque ouverture et fermeture un éclair doit illuminer le champ visuel. Mais encore ici l'on ne peut le plus souvent juger que de la diminution de l'excitabilité.

Cependant, dans un cas, il nous a été possible, suivant en cela l'exemple de Brenner, de diagnostiquer par ce moyen la suppression de la moitié du champ visuel chez une malade.

Pour vérifier acuité auditive, on approche une montre successivement de l'une et de l'autre oreille, commençant toujours par la mettre d'abord assez loin, pour ne l'approcher que progressivement, l'opération inverse donnant des résultats tout à fait défectueux.

L'excitabilité galvanique de l'appareil auditif est encore beaucoup plus difficile que celle du nerf optique. Même chez des personnes bien portantes, il est souvent impossible de l'obtenir. Cependant suivant les conseils de Brenner, de Jolly et Fischer nous devons chercher l'hyperexcitabilité de l'acoustique chez les hallucinés de l'ouïe, aussi d'après la façon de procéder de Erb, mettons nous une électrode humide immédiatement au devant de l'oreille externe appuyant un peu sur le tragus, et une électrode indifférente sur la nuque. Nous considérons le simple fait de pouvoir produire l'excitation comme une preuve d'hypérexcitabilité; pour ce qui est de la diminution, il est impossible de l'apprécier par cette méthode.

Pour juger de l'état de l'olfaction, il convient de s'assurer tout d'abord de l'intégrité de la sensibilité générale de la muqueuse avec l'ammoniaque. Ensuite l'on fait respirer des odeurs de force et de nature différentes par chacune des narines, l'autre étant fermée.

Enfin, pour contrôler la gustation, il faut badigeonner

successivement les deux moitiés de la face dorsale de la langue avec un pinceau trempé dans une solution amère, sucrée, salée, et métallique.

Mais on peut encore explorer les nerfs du goût avec un courant galvanique. La méthode polaire est la plus commode. L'électrode humide exploratrice est placée sur une des joues, l'électrode indifférente est placée sur la nuque. Du côté du pôle positif, il se produit une sensation métallique assez forte, même avec des courants galvaniques extrêmement faibles; il s'en suit que l'augmentation de la sensibilité est difficile à estimer par cette méthode. L'on ne peut guère constater ainsi que la diminution où l'abolition.

Telles sont les méthodes qui nous semblent les meilleures pour l'examen des diverses sensibilités. Procédant pour chaque malade dans l'ordre du tableau que nous donnons plus haut, nous ne rapporterons dans nos observations que les modifications de la sensibilité, ce qui semble nous présenter le double avantage : 1° de mettre plus en relief les troubles qui seuls nous intéressent, 2° déviter les rédites inutiles.

OBSERVATIONS

OBSERVATION I

Mélancolie stupide.

Madame Egl. S... 50 ans. Sans profession, entre le 23 mai 1895 avec un certificat d'un médecin de la Faculté de Paris portant :

Lypémame anxieuse avec idées de suicide et impulsions.

L'observation de la malade prise à ce moment là est la suivante :

23 mai. Fièvre typhoïde à 19 ans. Se marie à 19 ans avec un homme bien portant sans aucune tare nerveuse. Six enfants tous bien portants. N'a jamais été malade après son mariage.

La maladie débute à la suite d'une forte contrariété et au moment même des règles qui cessent brusquement. Les idées de cette malade deviennent noires et tristes, tout lui paraissait sans intérêt, et elle se mit à souhaiter la mort comme terme de ses souffrances.

Dans un accès impulsif, elle mit un jour un rasoir sur le cou de son mari, puis fit de nombreuses tentatives de suicide.

Elle était prise dit-elle par de véritables crises d'angoisse qui lui faisaient désirer sa mort et celle des autres. La malade est de bonne constitution ; elle se dit lasse et fatiguée, voudrait toujours rester au lit. Doute de sa guérison ; dit qu'elle doit mourir cette nuit, que rien ne saurait l'empêcher de mourir.

Etat des organes. — Rien de particulier.

Réflexes. — Rotulien très exagéré.

Sensibilité. — Quelques zones d'anesthésie cutanée sur les avant-bras.

Sensibilité spéciale. — Normale. *Maux de tête par accès, vertex très sensible. — Dysphagie.*

25 mai. — Pas de dépression. Cause assez volontiers, fait part de ses angoisses. A l'aspect d'une malade anxieuse mais non d'une déprimée. Elle *s'imagine qu'elle a au gosier une constriction qui l'empêche de respirer et d'avaler.* Cependant elle respire et avale bien.

Elle se croit faible et cependant dit-elle ses jambes la supportent bien.

3 juin. Mord sa bonne au cou.

10 juin. Accès d'excitation génésique ; se frotte contre les colonnes de la galerie.

16 juin. Refus de nourriture, a peur de mourir dans un spasme.

17 juin. *Dit que l'acide phénique dont on se sert pour faire ses piqûres* lui revient par la bouche.

7 août. S'imagine qu'on va la renvoyer chez elle, qu'on ne veut plus d'elle alors que deviendra-t-elle?

14 août. *Hallucinations de l'ouïe.* Se retourne pour répondre à un interlocuteur imaginaire.

17 août. Elle est morte, et cependant elle vit. Elle est deux, une morte et une vivante, etc. etc.

Etat actuel. — Mme S. aujourd'hui fortement déprimée semble s'acheminer à grands pas vers la stupeur. Elle offre un affaiblissement général des facultés intellectuelles, du sentiment et du mouvement.

Sa figure est constamment larmoyante, elle fait entendre des gémissements pendant des nuits entières. Dit à peine adieu à un de ses fils qui doit partir pour un voyage très long à l'étranger. Ne veut pas marcher, disant qu'elle n'a plus de jambes. Refuse parfois la nourriture, disant qu'elle n'a pas d'œsophage. Urine souvent dans son lit.

Examen de la sensibilité.

Mme S. dont l'état a changé du tout, puisqu'aujourd'hui son anxiété a fait place à de la dépression, est aussi dans un état tout autre sous le rapport de la sensibilité.

En effet nous notons chez elle :

1° Une abolition de la sensibilité de la peau à la douleur sur toute la surface du corps y compris la cavité buccale, et sauf à la face un triangle formé en haut par le lobule du nez, latéralement par les plis naso-géniens et en bas par le sillon labio-mentonnier.

2° Une abolition complète de la sensibilité à la douleur superficielle et profonde sur toute la jambe et la cuisse gauche, et sur la main et le poignet du même côté.

3° L'exploration de la douleur faite avec l'électricité donne les mêmes résultats.

4° Dans les zones où l'analgésie n'est pas complète, la localisation de la douleur est suffisamment exacte.

5° L'excitabilité électrique des nerfs de la peau et la sensibilité électro-musculaire sont plus faibles qu'à l'état normal ;

6° Le réflexe patellaire est exagéré.

7° Sur tout le corps, la sensibilité tactile, thermique, etc. sont normales, nous avons donc une dissociation de la sensibilité à la douleur.

8° La malade perçoit très mal les saveurs et ne sait reconnaître ni la solution amère ni la solution sucrée, pour elle, l'une est salée, l'autre est fade.

9° Nous ne pouvons chez elle arriver à exciter le nerf optique par l'électricité ni par la pression.

Diminution de l'acuité visuelle.

Rétrécissement général du champ visuel.

10° Diminution de la sensibilité de la muqueuse vésicale et intestinale.

Vertex douloureux.

Céphalalgie.

Constriction de la gorge.

Hallucination de l'ouïe.

Le même examen pratiqué 15 jours plus tard nous montre que l'état de la sensibilité reste le même sauf en ce qui concerne l'analgésie qui n'existe plus qu'au niveau de la main et du poignet gauche. Les symptômes délirants restent les mêmes.

OBSERVATION II

Mélancolie anxieuse.

Mme Virg. J..., 54 ans. Sans profession. Entre le 26 septembre 1895.

Mme V..., a toujours été d'une bonne santé physique. Dans sa famille, nous ne trouvons qu'un seul nerveux, son frère, qui est parait-il mélancolique. La vie de Mme V..., a été très triste. Outre de grosses pertes d'argent, elle eût encore le malheur de voir mourir du croup son plus jeune enfant.

Cependant, cette malade supportait courageusement son malheur lorsque, il y a cinq mois, un de ses fils, qui était médecin militaire meurt subitement.

A partir de ce moment, elle commence à avoir des idées noires et à faire part de ses craintes de damnation. Aujourd'hui Mme V..., d'une bonne santé physique, quoique d'une maigreur extrême, offre le type parfait de la mélancolique anxieuse. Elle s'accuse de crimes épouvantables. C'est par elle que le monde est détruit. Elle a fait un pacte avec Satan. Elle est sans argent, il n'y a plus d'argent dans le monde, etc., etc. Si nous ne sommes pas tous anéantis, c'est un effet de Satan. Elle ne veut pas voir sa fille, parce que sa fille n'est plus, car elle lui a sucé tout son sang.

Mme V..., fait de nombreuses tentatives de suicide. Se frappe la tête contre les murs, cherche à s'étrangler avec sa chemise, à avaler une épingle à cheveux, un morceau d'os pointu, son dentier, etc., etc.

Examen de la sensibilité.

Au point de vue de la sensibilité, nous trouvons chez cette malade les modifications suivantes :

1° Une diminution générale de la sensibilité de la peau à la douleur provoquée par les piqûres et pincements, sauf au visage, à la plante des pieds, et dans une zone qui, affectant vaguement la forme d'un corset dont la partie antérieure ferait défaut, occupé en arrière, la partie inférieure du dos et la partie toute supérieure des fesses ; latéralement depuis 20 centimètres au-dessous des aisselles jusqu'au grand trochanter ; en avant ces deux points sont réunis par une ligne courbe dont la partie la plus convexe passe à environ 6 centimètres de la ligne médiane.

2° La sensibilité de la peau à l'électricité, la sensibilité électro-musculaire sont normales, mais la douleur n'est produite qu'avec un courant plus fort que celui nécessaire chez une personne saine.

3° La sensibilité tactile est normale, nous avons donc ici une dissociation de la sensibilité à la douleur (piqûres) et de la sensibilité tactile.

4° La perception des températures est défectueuse, nous trouvons surtout une diminution de la sensibilité à la chaleur au niveau des flancs.

5° La sensibilité tactile de la muqueuse olfactive est nulle à droite.

L'olfaction n'existe plus de ce côté.

6° Diminution de l'acuité auditive des deux côtés.

7° Presbytisme.

8° L'excitabilité de la rétine à la pression est normale. L'excitabilité du nerf optique à l'électricité est normale à droite.

A gauche au contraire la malade voit bien le cercle lumineux galvanique mais elle n'en voit que la moitié gauche.

Nous constatons alors qu'elle ne voit nettement de cet œil que la moitié gauche des objets que l'on lui montre.

9° Hallucinations de la vue et de l'ouïe.

Diminution de la soif.

Sensation de constriction à la gorge.

Sensation de chaleur sur tout le corps.

OBSERVATION III

Mélancolie stupide.

Mme Elisabeth G..., 57 ans. Modiste.

Entre le 2 mai 1894 avec le certificat suivant :

Délire mélancolique avec des idées de persécution, dont le début peut remonter à environ deux mois.

Hallucinations auditives. — Peurs non motivées. Tentative récente de suicide. Croit que les gendarmes et la guillotine l'attendent

Signé : Dr L...

Son certificat de quinzaine est le suivant :

Délire mélancolique. Idées de culpabilité. Elle va être

condamnée parce qu'elle a reçu de l'argent en dépôt. Tentatives multiples de suicide.

Signé : Dr D...

Le père de cette malade est paraît-il aussi un mélancolique.

Aujourd'hui Mme Elisabeth est une mélancolique stupide. Elle a toujours ses idées de culpabilité imaginaires. Elle s'accuse d'avoir volé des obligations qui appartenaient à sa sœur. Elle dit qu'on l'accuse de vols. Elle se dit condamnée à mort pour le même motif.

Examen de la sensibilité.

Au point de vue de la sensibilité, nous trouvons chez cette malade les modifications suivantes :

1° Une diminution générale de la sensibilité à la douleur (piqûres et pincements), sauf au niveau de la lèvre supérieure.

2° La douleur provoquée par un courant faradique se comporte de même.

3° Si par un courant électrique fort ou par une piqûre profonde l'on produit la douleur, il y a un retard dans la perception de cette douleur.

4° Diminution de la sensibilité des nerfs de la peau à l'électricité.

Diminution de la sensibilité électro-musculaire.

5° Les sensations de tact, de traction, de pression, les sensations thermiques de froid et de chaud, sont toutes inférieures à la normale, mais cependant s'en rapprochent beaucoup plus que la sensibilité à la douleur.

Par exemple : pour la sensation du contact, la malade sent les deux pointes du compas de Weber :

Pour la pointe de la langue à 2 millim. d'écartement.

Pour le dos de la main à 22 millim.

Pour le dos à 8 centim.

Pour les cuisses à 8 centim.

6° Anesthésie du voile du palais, de la luette et disparition de tout réflexe lorsqu'on titille cet organe.

7° Diminution de la sensibilité générale de la muqueuse olfactive.

8° Diminution de l'acuité auditive.

9° Presbytie. Acuité visuelle très faible. Daltonisme.

Excitation de la rétine par la pression et par l'électricité nulle.

10° Diminution dans la perception des saveurs.

11° Hallucinations auditives.

Névralgies.

OBSERVATION IV

Mélancolie dépressive.

Mme Marie F..., 36 ans. Domestique.

Entre le 11 mai 1896 avec le certificat suivant :

Débilité mentale et délire mélancolique ; excès alcooliques. Préoccupations hypochondriaques ; insomnie.

Agressions envers les personnes ; *hallucinations et illusions sensorielles.*

Accidents névropathiques ; *boule hystérique*. Frère aliéné. *Un ver lui ronge la tête*, etc. etc.

Signé : docteur L...

Un certificat de quinzaine est le suivant :

Débilité mentale avec hallucinations et prédominance d'idées mélancoliques. Buveur par hygiène. Tremblement des mains, frayeurs.

Signé : docteur M...

Actuellement Mme Marie F... est une mélancolique dépressive. Elle est triste parce qu'elle a des fils électriques qui lui parlent dans la tête.

Le docteur N. et le docteur S. parlent dans sa bouche et lui font remuer les lèvres. L'on parle en elle et parfois même, on lui fait dire des paroles qu'elle ne voudrait pas prononcer.

Examen de la sensibilité

Au point de vue de la sensibilité nous trouvons chez cette malade les modifications suivantes.

1° Une diminution considérable de la sensibilité à la douleur à la face postérieure des avant-bras et des mains.

2° La douleur électrique se comporte de même.

3° Diminution de l'excitabilité des nerfs de la peau par l'électricité sur les mêmes zones.

4° La sensibilité tactile et les autres sensibilités sont normales sur tout le corps. Nous avons donc ici une dissociation de la sensibilité à la douleur et des autres sensibilités.

5° Zone d'hypéresthésie occupant tout le flanc droit.

6° Diminution de la sensibilité tactile de la muqueuse olfactive. Diminution de la perception des odeurs.

7° Légère diminution de l'acuité visuelle. Excitation du nerf optique très difficile par l'électricité.

8° Hallucinations de l'ouïe et de la vue.

Hallucinations psycho-motrices.

Bruits variables dans la tête.

Sensation de pincement à la figure.

OBSERVATION V

Mélancolie anxieuse.

Mme Alphonsine B..., 50 ans. Sans profession.

Antécédents. — Son père était triste, soucieux de questions d'argent. Il est mort d'une maladie de cœur. Il était aisé et empruntait de l'argent pour économiser le capital.

Sa mère est morte d'une maladie de cœur.

Sa fille a un goître exophtalmique. Comme antécédents personnels, nous ne trouvons chez cette malade qu'une fièvre typhoïde à l'âge de 25 ans.

Mme Alphonsine entre le 14 janvier 1893 avec le certificat suivant :

Délire mélancolique, anxiété très vive, craintes imaginaires, hallucinations. « Sa fille est condamnée, elle ne peut plus vivre ; son mari va perdre son emploi, etc,, etc. Insomnie, refus d'aliments.

Signé : Docteur G...

9 Décembre 1893. Les sergents de ville l'ont arrêtée parce qu'ils croyaient qu'elle se jetait sous les voitures boulevard de Clichy..., c'était faux, elle allait chez ses enfants.

Son mari a une maladie du cerveau, elle voulait le mettre à Charenton. Un parent de sa fille lui a dit de ne pas le faire, de bien le soigner etc., etc.

Son mari est représentant en spiritueux, il a eu du délirium trémens. Actuellement il est incapable de travailler. Il écrit tout le temps, c'est une monomanie.

Elle fond en larmes. Tout le monde l'accuse et est contre elle. Elle est lasse d'être torturée ; on la menace, on la camisole, on la torture. Elle est cause de la mort de toute sa famille par ses imbécilités et ses méchancetés. Elle a fait semblant de se jeter sous les voitures, elle ne l'aurait pas fait.

20 Décembre. Geste d'effroi quand on l'approche. Dit qu'on vient l'interroger et qu'elle avoue tout. Elle a perdu tous les siens et un gendre qui l'aimait bien.

25 Décembre. Geste de terreur. Hallucinations. Tendance au suicide. Culpabilité imaginaire. Scrupules.

Janvier. Nourriture à la sonde.

Avril. A essayé de se couper la gorge avec un verre. Anxiété extrême. Les médecins s'engraissent de la douleur et des tourments qu'ils lui font subir.

Mai. Exitation violente. Se frappe la tête après les murs.

Juillet. Tentative de suicide par strangulation.

Mai 95. La malade s'écorche à chaque instant l'oreille et le bras.

Actuellement Mme Alphonsine est toujours une mélancolique anxieuse. Elle dit être cause de la mort du Bon Dieu ; tout le monde doit mourir par sa faute, sans elle Pranzini serait encore vivant.

Examen de la sensibilité.

Au point de vue de la sensibilité nous constatons chez cette malade les modifications suivantes.

1° Abolition de la sensibilité de la peau à la douleur (piqûres et pincements) sur toute la surface du corps, sauf à la face.

2° La sensibilité de la peau à l'électricité, la sensibilité électro-musculaire sont normales, mais la douleur n'est provoquée qu'avec un courant très fort.

3° La douleur produite par une piqûre profonde ne s'accuse qu'après un retard de trois secondes.

4° Les sensations de tact, de pression sont normales. Nous avons donc une dissociation de la sensibilité à la douleur et des autres sensibilités.

5° La perception des températures est défectueuse.

6° Anesthésie du voile du palais et de la luette et disparition de tout réflexe lorqu'on titille cet organe.

Exagération du réflexe patellaire.

7° Diminution dans la perception des saveurs. La solution amère parait salée.

8° Hallucinations.

Exagération de la soif.

Angoisse précordiale.

Constipation.

OBSERVATION VI

Mélancolie dépressive.

Mme Marguerite M... 45 ans, ménagère, entre le 20 septembre 1895 avec le certificat suivant :

Délire mélancolique, idées de persécution, hallucinations de l'ouïe et de la vue, troubles de la sensibilité générale. Elle se trouve changée, on a dû lui faire prendre quelque chose, elle n'est plus sûre d'elle ; vive anxiété, insomnie.

Signé : Dr G.

Actuellement, Madame Marguerite est atteinte de dépression mélancolique. Elle a des hallucinations et dit qu'elle entendait des craquements et voyait toutes sortes de choses. Idées de persécution ; répond à peine aux questions ; affaiblissement général des facultés.

Examen de la sensibilité.

Au point de vue de la sensibilité, nous constatons chez cette malade les modifications suivantes :

1° Une diminution considérable de la sensibilité de la peau à la douleur sur toute la surface de la jambe et de la cuisse gauche.

2° Une abolition de la sensibilité à la douleur superficielle et profonde sur tout le reste du corps, sauf une zone normale, et de forme losangique dont les quatre angles sont : le creux axillaire, le pubis, le condyle interne du tibia et l'épine iliaque antérieure et supérieure.

3° La sensibilité qui est normale sur les bords de ce losange, s'exagère en allant vers le centre où nous trouvons une zone d'hypéresthésie de la largeur d'une paume de main.

4° La douleur produite par une piqûre profonde à la cuisse gauche ne s'accuse qu'après un retard de cinq secondes.

5° La douleur produite par l'électricité se comporte de même.

6° Légère diminution de l'excitabilité des nerfs de la peau par l'électricité,

Le compas de Weber accuse aussi une légère diminution de la sensibilité tactile.

7° Réflexe patellaire exagéré.

8° La sensibilité générale de la muqueuse olfactive est bonne, mais il y a un retard dans la perception des sensations.

9° Diminution de l'acuité auditive.

10° Presbytisme. Rétrécissement des deux côtés de 1/2 secteur temporal du champ visuel. Légère diminution de l'acuité.

11° Hallucinations de la vue et de l'ouïe. Bruits divers dans la tête.

Angoisse précordiale et respiratoire. Diminution du besoin d'uriner. Constipation.

OBSERVATION VII

Mélancolie dépressive

Mme Marie L. 29 ans, employée de commerce, célibataire.

Entre le 13 décembre 1894 pour la seconde fois avec le certificat suivant :

Dépression mélancolique avec tendances au suicide. Hérédité morbide probable. Déjà traitée et sortie non guérie sur l'insistance de sa mère. Se plaint de maux de tête.

Signé : Docteur M...

Lors de sa première entrée, le certificat daté du 4 mai 1891 était :

Mélancolie avec difficultés d'alimentation et tendances au suicide.

Signé : Docteur B...

Mme Marie L. a eu la rougeole, la variole, la fièvre typhoïde à l'âge de onze ans. Cette fièvre typhoïde aurait été à forme ataxique grave et aurait été cause de la surdité et de la perte de mémoire de cette malade.

Mme Marie raconte qu'elle aurait été séduite, il y a cinq ans, et que c'est le remords qui la pousse au suicide.

Sur le point de se marier, elle écrit un jour qu'elle ne peut le faire, qu'elle meurt pour son honneur, puis elle cherche à s'étrangler. Le lendemain elle regrette son écrit mais refuse les aliments disant qu'elle ne peut manger.

Un autre jour elle s'échappe de la douche et va à l'amphithéâtre demander qu'on la mette en bière.

Actuellement Mme Marie est atteinte de dépression mélancolique avec scrupules, culpabilité imaginaire, refus d'aliments par intervalles. Elle se plaint de maux de tête dans l'espoir d'une opération et avec le désir d'en mourir.

Examen de la sensibilité

Au point de vue de la sensibilité, nous trouvons chez cette malade les modifications suivantes :

1° Abolition complète de la sensibilité à la douleur, sauf à la face.

2° La sensibilité de la peau à l'électricité est normale, mais la douleur ne se produit qu'avec un courant très fort.

3° Autres sensibilités normales. Nous avons donc ici une dissociation de la sensibilité à la douleur. Cependant la malade n'accuse pas la sensation de chatouillement quoique le compas de Weber nous donne des chiffres normaux.

4° La malade détermine mal la position de ses membres, cependant le sens de l'équilibre et le sens de la force déployée sont normaux.

5° Surdité.

6° Névralgies.

Diminution de la soif et de la faim.

Constipation.

OBSERVATION VIII

Mélancolie dépressive.

Mme Marie B..., 30 ans. Domestique. Célibataire.

Entre le 4 mai 1896 avec le certificat suivant :

Dépression mélancolique avec hallucinations probables mutisme volontaire ; refus de nourriture. Cicatrice linguale.

Signé : Docteur M...

Actuellement Mme B..., est toujours dans la dépression mélancolique. Elle est toujours engourdie, tous les membres lui font mal. On lui dit des choses désagréables. Hallucinations de l'ouïe, opérée à l'asile d'une hernie étranglée.

Examen de la sensibilité.

Au point de vue de la sensibilité, nous trouvons chez cette malade, les modifications suivantes :

1° Une abolition de la sensibilité de la peau à la douleur sur toute la surface du bras gauche et sur la face antérieure et postérieure de l'épaule du même côté, avec conservation de la sensibilité tactile à ce niveau ainsi que sur tout le reste du corps.

2° Une zone d'hypéresthésie sur la paroi antérieure du thorax ayant son maximum à gauche au niveau de la pointe du cœur.

3° La sensibilité électrique et la sensibilité électro-musculaire sont plus faibles qu'à l'état normal.

4° La sensibilité du chaud et du froid, la sensibilité gustative, la sensibilité générale et spéciale de la muqueuse olfactive sont aussi plus faibles qu'à l'état normal.

5° Hallucinations de l'ouïe. Maux de tête.

OBSERVATION IX

Mélancolie dépressive en vue de guérison.

Mme Louise T..., 25 ans. Célibataire. Télégraphiste. Entre le 20 octobre, 1895 avec le certificat suivant :

Dégénérescence mentale et dépression mélancolique. Dégoût de la vie. Indifférence. Tentatives très récentes et répétées de suicide par submersion et par asphyxie.

Signé. Docteur L.

Son certificat de quinzaine est :

Est atteinte de métancolie suicide, tentatives multiples. *Sentiment d'angoisse, elle ressent des chocs dans l'abdomen* et croit être très malade.

Signé. Docteur D.

L'observation de la malade prise dans la nuit porte:

Impulsions. Idées hypochondriaques, *sent qu'elle se congestionne, que son cerveau ramolli se réduit en bouillie.* Il lui semble qu'elle est comme scalpée. Elle parle d'une membrane qui suspend son cerveau au-dessous de sa voûte crânienne arrachée, au-dessus de sa base disloquée. Se plaint qu'on dit du mal d'elle.

Actuellement, Mme Louise, est en pleine voie de guérison, sa dépression mélancolique est à peine sensible, ses idées hypochondriaques n'existent plus, aussi doit-elle sortir prochainement. Il nous a été impossible de trouver chez elle aucun trouble de la sensibilité.

OBSERVATION X

Mélancolie suicide.

M. Honoré C..., 53 ans, Concierge.

Entre le 5 octobre 1896.

Rien de connu dans sa famille.

Mère encore vivante, 87 ans.

A 18 ans, fièvre cérébrale, a été interné pendant 3 mois à cette époque.

M. H..., a toujours été d'un caractère émotif, prenant à cœur des choses qui n'en valaient pas la peine ; se tourmentant outre mesure à la moindre contrariété. Il est marié depuis 25 ans à une femme d'un caractère analogue ; aussi, lorsqu'il y a une contrariété dans le ménage, au lieu de réagir, ils se mettent à se lamenter ensemble et à pleurer.

Depuis 1 an, M. Honoré a été très affecté de la mort d'un enfant, c'était le second qui lui était enlevé par le croup.

A dater de cette époque, les moindres ennuis ont pris un caractère très intense chez lui.

Tout récemment, il apprend indirectement le départ d'une personne qu'il connaissait depuis 20 ans ; il se désole, prend le dégoût de la vie ; il cherche plusieurs fois à se tuer, il cherche à se briser la tête contre les murs, à se jeter dans l'escalier, mais presque toujours, au dernier moment, il hésite et vient avouer à sa femme ce qu'il avait voulu faire.

Entré le 5, il est agité toute la nuit. Le 6, a essayé de se jeter du haut des trois marches qui conduisent au jardin. Le 9, se lève brusquement et va se frapper fortement la tête sur un rebord de fenêtre. Plaie du cuir chevelu de 2 centim. 1/2.

Pendant le pansement, tentatives nombreuses pour se précipiter par la fenêtre.

10. Nouvelles tentatives.

11. Très déprimé, demande qu'on lui coupe le cou.

12. Se frappe la tête contre son fauteuil.

14. Nuit agitée ; dès son réveil commence à gémir : « C'est fini, il veut même mourir, etc., etc. — Il est perdu, lui, sa famille et ses parents. Un suicidé comme lui, ne peut ni rentrer dans le monde ni travailler. » Bien que maintenu sur fauteuil, il fait des efforts pour se frapper la tête.

Suit une période de calme de plusieurs jours, puis le 25 au matin, au lavabo, la tête penchée sur la cuvette et semblant se laver, il se frappe les yeux avec une fourchette qu'il avait dissimulée.

Sur les deux yeux, déchirure de la conjonctive, à droite

la cornée est légèrement éraillée, et la paupière inférieure blessée en deux endroits. — Légère hémorragie.

Le malade tient les yeux fermés mais dit ne pas souffrir du tout. Le lendemain, il ouvre facilement les paupières, ne souffre nullement et vous laisse voir la plaie qui devrait pourtant être très douloureuse. Nous procédons aussitôt à l'examen de sa sensibilité. M. H..., dit en outre entendre constamment dans ses oreilles des bourdonnements et le chant du coq.

Examen de la sensibilité.

Au point de vue de la sensibilité chez ce malade nous trouvons les modifications suivantes :

1° Abolition de la sensibilité de la peau, des muqueuses, de la cornée, à la douleur sur toute la surface du corps.

2° Conservation de la sensibilité tactile ainsi que de la sensibilité de la peau à l'électricité, mais, la douleur n'est provoquée qu'avec un courant faradique très fort.

3° Diminution de la sensibilité au froid.

4° Exagération du réflexe patellaire. Perte du réflexe pupillaire à la lumière avec conservation à l'accommodation (Argyle-Roberston).

5° Hypermétropie.

6° Diminution considérable de l'ouïe. Bruit de locomotive. Chant du coq dans les deux oreilles.

7° Diminution de l'olfaction et de la gustation.

8° Diminution de la faim.

Angoise précordial.

Mouvements respiratoires irréguliers, rapides et superficiels.

CONCLUSIONS

1° Les troubles de la sensibilité sont de règle dans le cours de la mélancolie et se montrent indifféremment dans les formes dépressives, anxieuses et stupides de cette affection. Ces troubles très mobiles apparaissent, augmentent et disparaissent avec les autres symptômes.

2° Il est une perturbation de la sensibilité qui est constante, c'est la perte ou la diminution considérable, sur une plus ou moins grande partie du corps, de la sensibilité à la douleur avec conservation de la sensibilité tactile et souvent aussi des autres sensibilités.

3° La forme des zones d'analgésie est très variable. Le plus souvent l'analgésie envahit toute la surface du corps pour ne laisser qu'une petite portion saine. Le dernier refuge de la sensibilité douloureuse semble souvent être la lèvre supérieure.

Parfois aussi l'analgésie se localise à un membre ou même à l'une des faces d'un membre.

Ces lésions sont souvent mais non toujours symétriques. L'on peut voir, par exemple, la perte de la sensibilité douloureuse sur un avant-bras et sur une jambe du même côté.

L'on trouve souvent un retard dans la perception de la douleur,

4° La sensibilité tactile est diminuée dans un quart des cas au niveau des zones d'analgésie, mais cette diminution est toujours très légère.

5° La sensibilité électrique, la sensibilité électro-musculaire sout diminuées dans les 3/4 des cas.

6° La diminution de la sensibilité thermique s'observe principalement dans la forme anxieuse.

7° Nous avons pu observer une fois la perte de la sensation du chatouillement et la diminution de la sensibilité à la pression,

8° Les réflexes disparaissent souvent chez ces malades à cause même des anesthésies. Nous avons trouvé quatre fois le réflexe patellaire exagéré.

9° Les hypéresthésies s'observent dans un tiers des cas. Elles sont en général de peu d'étendue et se localisent en un point très variable.

Lorsqu'une zone d'hypéresthésie se trouve au milieu d'une zone d'analgésie, la sensibilité va progressivement en diminuant du centre à la périphérie, de sorte, que les zones semblent à un moment être séparées par une zone normale.

10° Les organes des sens sont toujours plus ou moins atteints dans la mélancolie.

L'on observe dans la moitié des cas et souvent chez le même sujet :

La diminution et parfois l'abolition de l'odorat d'un ou des deux côtés avec disparition de la sensibilité tactile de la muqueuse.

La diminution de la sensibilité gustative.

La diminution de l'acuité auditive des deux côtés.

La diminution de l'acuité visuelle qui coïncide le plus souvent avec la diminution de l'excitabilité de la rétine à la pression et à l'électricité.

Nous avons observé deux fois le rétrécissement du champ visuel des deux côtés ; une fois du daltonisme, une fois de l'hémianopsie. Quatre de nos malades sont presbytes. Un présente le signe d'Argyle-Roberston.

11° Du côté des sensations internes.

Les sensations de faim et de soif sont diminuées dans la plupart des cas. Nous avons trouvé une seule fois la soif exagérée.

La sensibilité de la muqueuse rectale et vésicale est aussi presque toujours émoussée. Les mouvements respiratoires très irréguliers sont souvent moins fréquents que chez une personne saine.

12° Les sensations sujectives se retrouvent très nettes dans trois cas. La céphalalgie est presque de règle.

13° Pour ce qui est des hallucinations, dans deux cas, il nous a été impossible de les trouver. Dans les autres nous avons les hallucinations de l'ouïe, de l'ouïe et de la vue, et des hallucinations psycho-motrices.

INDEX BIBLIOGRAPHIQUE

MICHEA. — De l'anesthésie de douleur dans l'aliénation mentale et de son influence pathogénique sur certains modes de délire partiel. (*Ann. Médico. psycho.* 1859 p. 249).

TH. AUZOUY. — (*Ann. Médico. psycho.* 1859).

MARCÉ. — Des altératious de la sensibilité. (Thèse d'agrégation de Paris. 1860).

BALL. — Leçons sur les maladies mentales (1880).

LAGARDELLE. — Troubles de la sensibilité générale dans le délire mélancolique *Gaz. hebd. d. sc. méd.* Bordeaux 1880. 705-707-791-794.

MÉLENDEZ. — Ilusiones y alucinaciones de un loco mélancolia profunda, es tupor, (Buenos-Aires) 1881.

KÉNISTON. — Analgésia in insanity, *Ann. J. Ins. Utica* 1890.

MUSSO. — Sui movimenti del respiro dégli stati melancolici, nell angoscia precordiale. (1885).

CH. RICHET. — Recherches expérimentales et cliniques sur la sensibilité. (Paris 1877).

DE SANCTIS. — Recherches sur le champ visuel des aliénés (*Riv. sper. di. fréniat* 1894).

REVERTEGAT. — Hallucinations dans la mélancolie.(Paris 1894).

CROUSTEL. — Recherches sur la perte de la sensibilité chromatique dans les maladies mentales. (Paris 1894).

JOFFROY. — Des hallucinations unilatérales. (Leçons de sainte Anne déc. 1894).

SAURY. — Mélancolie. (*Ann. Médico. psycho.*) 1890.

Seglas. — Mélancolie (*Ann. Médico, psycho.*) 1890.

Blocq-Onanoff. — Séméiologie et diagnostic des maladies nerveuses 1892.

Farquharson. — On mélancholia 730 cases. (*J. Ment. London*). 1894.

Agostini. — Réflexes superficiels et profonds comme aide diagnostique dans les maladies mentales. (*Riv. sper. di freniat.*) 1894.

Cotard. — *Progrès médical.* Paris 1884.

Cotard. — (Comm. du congrès de Blois).

Ravailler. — (Thèse de Nancy.) 1879.

Roncoroni. — Il campo visivo negli alienati e i suci rapporti colle altre sensibilita. (Gior. d. r. Accad. di. Torino.) 1892.

Gucci. — Di una speciale alterazione di respiro in un caso di melancolia ansiosa. (Arch. it. per. le mal nerv. Milano.) 1891.

Tombinson. — A case of acute melancholia during the progress of Wich there appared Argyle. Roberston pupil, voith abolished patellar reflex ou one side and much diminished on the other. (*J. Nerv. et Ment. Dis.* N. 1890).

Chevallier. —Lypémanie chez un vieillard, suicide ; multiplicité des blessures, insensibilité. (*Ann. d'hyg.* Paris 1889).

Albertotti. — La sensibilita tatille o meglio il senso locale negli alienati. (Arch. ital. per. mal. nerv. Milano 1883). Melancolia con allucinazioni visive ed uditive. (Boll. d. priv. manie. Fleurent Ncapoli 1886,)

L. Hallion. Anesthésies. Manuel Méd. Debove et Achard.

E. Huet. — Electricité. Manuel Méd. Debove et Achard.

Orléans. — Imprimerie Gaston Morand

www.ingramcontent.com/pod-product-compliance
Ingram Content Group UK Ltd.
Pitfield, Milton Keynes, MK11 3LW, UK
UKHW021141230726
13926UKWH00002B/884